察病指南

浙派中医丛书·原著系列第一辑

宋·施发 撰

安欢 庞境怡 江凌圳 校注

全国百佳图书出版单位
中国中医药出版社
·北京·

图书在版编目（CIP）数据

察病指南 /（宋）施发撰；安欢，庞境怡，江凌圳校注 . —北京：中国中医药出版社，2021.8

（浙派中医丛书）

ISBN 978 – 7 – 5132 – 6952 – 0

Ⅰ . ①察… Ⅱ . ①施… ②安… ③庞… ④江…
Ⅲ . ①诊法—中国—宋代 Ⅳ . ① R241.2

中国版本图书馆 CIP 数据核字（2021）第 078461 号

中国中医药出版社出版

北京经济技术开发区科创十三街 31 号院二区 8 号楼
邮政编码 100176
传真 010-64405721
山东润声印务有限公司印刷
各地新华书店经销

开本 710×1000 1/16 印张 5.75 字数 60 千字
2021 年 8 月第 1 版 2021 年 8 月第 1 次印刷
书号 ISBN 978 – 7 – 5132 – 6952 – 0

定价 29.00 元
网址 www.cptcm.com

服 务 热 线 010-64405720
购 书 热 线 010-89535836
维 权 打 假 010-64405753

微信服务号 zgzyycbs
微商城网址 https://kdt.im/LIdUGr
官 方 微 博 http://e.weibo.com/cptcm
天猫旗舰店网址 https://zgzyycbs.tmall.com

如有印装质量问题请与本社出版部联系（010-64405510）

《浙派中医丛书》组织机构

指导委员会

主 任 委 员　谢国建　肖鲁伟　范永升　柴可群

副主任委员　蔡利辉　胡智明　黄飞华　王晓鸣

委　　　员　郑名友　陈良敏　李亚平　程　林　赵桂芝

专　家　组

组　　长　盛增秀　朱建平

副 组 长　肖鲁伟　范永升　连建伟　王晓鸣　刘时觉

成　　员（以姓氏笔画为序）

　　　　　　王　英　朱德明　竹剑平　江凌圳　沈钦荣

　　　　　　陈永灿　郑　洪

项目办公室

办公室　浙江省中医药研究院中医文献信息研究所

主　任　江凌圳

副主任　庄爱文　李晓寅

《浙派中医丛书》编委会

总　序

　　浙江位居我国东南沿海，地灵人杰，人文荟萃，文化底蕴十分深厚，素有"文化之邦"的美誉。就拿中医中药来说，在其发展的历史长河中，历代名家辈出，著述琳琅满目，取得了极其辉煌的成就。

　　由于浙江省地域不同，中医传承脉络有异，从而形成了一批各具特色的医学流派，使中医学术呈现出百花齐放、百家争鸣的繁荣景象。其中丹溪学派、温补学派、钱塘医派、永嘉医派、绍派伤寒等最负盛名，影响遍及海内外。临床各科更是异彩纷呈，涌现出诸多颇具名望的专科流派，如宁波宋氏妇科和董氏儿科、湖州凌氏针灸、武康姚氏世医、桐乡陈木扇女科、萧山竹林寺女科、绍兴三六九伤科，等等，至今仍为当地百姓的健康保驾护航，厥功甚伟。

　　值得一提的是，古往今来，浙江省中医药还出现了为数众多的知名品牌，如著名道地药材"浙八味"，名老药店"胡庆余堂"等，更是名驰遐迩，誉享全国。由是观之，这些宝贵的学术流派和中医药财富，很值得传承与弘扬。

　　有鉴于此，浙江省中医药学会为发扬光大浙江省中医药学术流派精华，凝练浙江中医药学术流派的区域特点和学术内涵，由对浙江中医药学术流派有深入研究的浙江中医药大学原校长范永升教授亲自领衔，凝心聚力，集思广益，最终打出了"浙派中医"这面能代表浙江省中医药特色、优势和成就的大旗。此举，得到了浙江省委省政府、省卫健委和省中医药管理局的热情鼓励和大力支持。《中共浙江省委省人民政府关于促进中医药传承创新发展的实施意见》中提出要"打造'浙派中医'文化品牌，实施'浙派中医'传承创新工程，深入开展中医药文化推进行动计划。加强中医药传统文献研究，编撰'浙派中医'系列丛书"。浙江省中医药学会先后在省内各地多次举办有关"浙派中医"的巡讲和培训等学术活动，气氛热烈，形势喜人。

浙江省中医药研究院中医文献信息研究所为贯彻习近平总书记关于中医药工作的重要论述精神和浙江省委省政府《关于促进中医药传承创新发展的实施意见》，结合该所的专业特长，组织省内有关单位和人员，主动申报并承担了浙江省中医药科技计划"《浙派中医》系列研究丛书编撰工程"，省中医药管理局将其列入中医药现代化专项。在课题实施过程中，项目组人员不辞辛劳，在广搜文献、深入调研的基础上，按《浙派中医丛书》编写计划，分原著系列、专题系列、品牌系列三大板块，殚心竭力地进行编撰。目前首批专著即将付梓，我感到非常欣慰。

我生在浙江，长在浙江，在浙江从事中医药事业已经五十余年，虽然年近九秩，但是继承发扬中医药的初心不改。我十分感谢为首批专著出版付出辛勤劳作的同志们。专著的陆续出版，必将为我省医学史的研究增添浓重一笔；必将会对我省乃至全国中医药学术流派的传承和创新起到促进作用。我更期望我省中医人努力奋斗，砥砺前行，将"浙派中医"的整理研究工作做得更好，把这张"金名片"擦得更亮，为建设浙江中医药强省做出更大的贡献。

葛琳仪

写于辛丑年孟春

注：葛琳仪，国医大师、浙江中医学院原院长

前　言

　　"浙派中医"是浙江省中医学术流派的概称，是浙江省中医药学术的一张熠熠生辉的"金名片"。近年来，在上级主管部门的支持下，浙江省中医界正在开展规模宏大的浙派中医的传承和弘扬工作，根据浙江省卫生健康委员会、浙江省文化和旅游厅、浙江省中医药管理局印发的《浙江省中医药文化推进行动计划》（2019—2025 年）的通知精神，特别是主要任务中打造"浙派中医"文化品牌——编撰中医药文化丛书，梳理浙江中医药发展源流与脉络，整理医学文献古籍，出版浙江中医药文化、"浙派中医"历代文献精华、名医学术精华、流派世家研究精华、"浙产名药"博览等丛书，全面展现浙江中医药学术与文化成就。根据这一任务，2019 年浙江省中医药研究院中医文献信息研究所策划了《浙派中医丛书》（原著、专题、品牌系列）编撰工程，总体计划出书 60 种，得到浙江省中医药现代化专项的支持，立项（项目编号 2020ZX002）启动。

　　《浙派中医丛书》原著系列指对"浙派中医"历代文献精华，特别是重要的代表性古籍，按照中华中医药学会 2012 年版《中医古籍整理规范》进行整理研究，包括作者和成书考证、版本调研、原文标点、注释、校勘、学术思想研究等，形成传世、通行点校本，陆续出版，尤其是对从未整理过的善本、孤本进行影印出版，以期进一步整理研究；专题系列指对"浙派中医"的学派、医派、中医专科流派等进行系统地介绍，深入挖掘其临床经验和学术思想，切实地做好文献为临床服务；品牌系列指将名医杨继洲、朱丹溪，名店胡庆余堂，名药浙八味等在浙江地域甚至国内外享有较高知名度的人、物进行整理研究编纂成书，突出文化内涵和打造文化品牌。

《浙派中医丛书》从 2020 年启动以来，得到了浙江省人民政府、浙江省卫生健康委员会、浙江省中医药管理局的大力支持，得到了浙江省内和国内对浙派中医有长期研究的文献整理研究人员的积极参与，涉及单位逾十家，作者上百位，一个共同的心愿，就是要把"浙派中医"这张"金名片"擦得更亮，进一步提高浙江中医药大省在海内外的知名度和影响力。

2020 年，我们经历了新冠肺炎疫情，版本调研多次受阻，线下会议多次受到影响，专家意见反复碰撞，尽管任务艰巨，但我们始终满怀信心，在反复沟通中摸索，在不断摸索中积累，终于在春暖花开之际，原著系列第一辑刊印出版，为今后专题系列、品牌系列书籍的陆续问世开了一个好头。

科学有险阻，苦战能过关。只要我们艰苦奋斗，协作攻关，《浙派中医丛书》的编撰工程，一定能胜利完成，殷切期望读者多提宝贵意见和建议，使我们将这项功在当代，利在千秋的大事做得更强更好。

《浙派中医丛书》编委会

2021 年 4 月

校注说明

一、施发与《察病指南》

《察病指南》为宋代医家施发所撰，成书于宋淳祐元年 (1241)，全书三卷，施氏以由博返约之法，著此脉学书，以贻子孙，后附有歌诀，易学易记，实为脉学理论、实践应用之启蒙书。

施发，生平不详，约生于光宗绍熙年间，南宋医家。字政卿，号桂堂。永嘉（今浙江温州）人。据《察病指南》自序："余自弱冠有志于此，常即此与举业并攻，迨夫年将知命，谢绝场屋，尽屏科目之累，专心医道。"可知其青年时攻读医学并举子业，年长，弃科举专心医道，行医著书。施发除撰有本书外，还著有《续易简方论》六卷，《本草辨异》二卷，其中《本草辨异》已佚。

二、版本

据《中国中医古籍总目》记载，《察病指南》有多个版本。其中日本正保三年丙戌（1646）中野小左卫门刻本，馆藏于中国医学科学院图书馆；日本庆安二年己丑（1649）林甚右卫门刻本，馆藏于中国中医科学院图书馆、上海中医药大学图书馆；民国十四年（1925）上海中华新教育社石印本，馆藏于天一阁博物馆、浙江省中医药研究院等；另有抄本，馆藏于中华医学会上海分会图书馆、上海辞书出版社图书馆、上海中医药大学图书馆等。

本次校注以中国医学科学院图书馆的日本正保三年中野小左卫门刻本为底本，日本庆安二年己丑林甚右卫门刻本（简称庆安本）为主校本，民国十四年上海中华新教育社石印本（简称新教育本）等为参校本。

三、校注方法

按照中华中医药学会 2012 年发布的《中医古籍整理规范》的要求，现将校注《察病指南》的主要方法说明如下：

1. 校勘采取"四校"对校、本校、他校、理校综合运用的方法，一般以对校、他校为主，辅以本校，理校则慎用之。

2. 底本与校本文字不一，若显系底本错讹而校本正确者，则据校本改正或增删底本原文，并出校记；如属校本有误而底本不误者，则不校注；若难以肯定何者为是，但以校本文义较胜而有一定参考价值，或两者文字均有可取需要并存者，则出校记，说明互异之处，但不改动底本原文。

3. 对难读难认的字，注明读音，一般采取拼音和直音相结合的方法标明之，即拼音加同音汉字；有些字无浅显的同音汉字，则只标拼音。

4. 对生僻的字和词、成语、典故等，予以训释，用浅显的文句，解释其含义，力求简洁明了，避免烦琐考据。一般只注首见者，凡重出的，则不重复出注。

5. 凡原书中异体字、俗写字、古字，予以径改，不出注。通假字，保留原字，并于首见处出注说明。

6. 原书引用他人论述，特别是引用古代文献，每有剪裁省略，凡不失原意者，一般不据他书改动原文；若引文与原意有悖者，则予以校勘。

7.全书添加现行的标点符号，以利阅读。值得说明的是，文中涉及书名加书名号；凡引用《灵枢》《素问》等篇名时，亦加书名号；书名与篇名同时引用时，用书名号，且书名与篇名间用隔点隔开，如《素问·上古天真论》《灵枢·小针解》等。若泛言"经云""经谓"时，则不加书名号。

8.原书为繁体字竖排，现改为简体字横排，并进行现代标点。凡指文字方位的"右""左"，均相应地径改为"上""下"。

9.在校注的基础上，撰写"校注后记"，对作者的生平著述、学术渊源、主要内容等做了考证和探讨。

同时在此对本书校注过程中给予帮助的专家表示衷心感谢。

限于我们的水平，编校中难免存在不少缺点和错误，敬请同道指正。

校注者

2021 年 4 月

赵崇贺序[①]

　　能医人多矣，能使人皆能医人不多也。盖以医医人有限，以医教人无穷。

　　施桂堂察病证有书曰《指南》，考本草有书曰《辨异》，而《续易简》又有方有论。桂堂之心，使人人知有此书、此方、此论也。不特自能医人，且欲人莫不能医人。示碌碌辈曰秘方，曰家藏方，小智自私，靳[②]不示人，心之广狭盖可见。

① 赵崇贺序：原无，据内容补。
② 靳（jìn 尽）：吝惜，不肯给予。
③ 淳祐丙午：1246 年。
④ 中澣（hàn 汉）：古时官吏中旬法定的休沐日，后泛指每月中旬。

赵与悊序^①

七月既望^②，祷雨获应。翌^③日皂史^④递诗筒来，睨^⑤而视之，乃岘山施君为喜雨作也。语意伟健，有宰官^⑥寻痛声之句，其知予忧民之忧者欤。越数日，又以裒^⑦类医书出示，议论可观，非儒而医不能也。予未尝学医，未尝无活人之心，为邑^⑧于斯，每访民间疾苦，思有以起其危，日夜懔懔^⑨，用药不同而用心同，其相与勉之。

淳祐乙巳^⑩良月冀邸赵与悊书

---

① 赵与悊序：原无，据内容补。

② 既望：阴历十五为望，十六为既望，古时称"既望"之时间则较长，或指十四、十五至二十三、二十四之时段。

③ 翌（yì亿）：明（天，年）。

④ 皂史：指旧时衙门里的差役。

⑤ 睨（nì逆）：斜着眼睛看。

⑥ 宰官：泛指官吏。

⑦ 裒（póu抔）：聚集。

⑧ 邑（yì亿）：旧指县。

⑨ 懔（lǐn凛）懔：危惧的样子。

⑩ 淳祐乙巳：公元1245年。

察病指南序

医之为学，自神圣工巧之外无余说，今人往往遗其三而主其一。一者何？切而知之谓之巧也。然亦曷^①尝真见其所谓巧者？特窃是名以欺世耳。间有以活人自任者，又弊于医书之委^②压，惑于议论之纷纭，无所折衷，每得其粗而不得其精。余自弱冠^③有志于此，常即此与举业^④并攻，迨^⑤夫年将知命^⑥，谢绝场屋^⑦，尽屏^⑧科目之累，专心医道，取《灵枢》《素问》《太素》《甲乙》《难经》及诸家方书、脉书参考互观，求其言之明白易晓，余尝用之而验者，分门纂类，裒为一集，名曰《察病指南》。其间如定四季六脏平脉，与夫七表八里之主病，分见于两手三部者，亦本于圣贤之遗论，特推而广之，触类而补之，其他言之未甚昭著者，则附以己意发明之。盖将以贻诸子孙，非敢求人之知也。年来疫疠盛行，病者不幸而招医，多见以阳病服丹、附者，悉

---

①曷（hé 和）：何，什么。

②委：积聚、积压。

③弱冠：古时以男子二十岁为成人，初加冠，因体尤未壮，故称弱冠。《礼记·曲礼上》："二十曰弱，冠。"孔颖达疏："二十成人，初加冠，体尤未壮，故曰弱也。"后遂称男子二十岁或而二十几岁的年龄为弱冠。

④举业：应科举考试。

⑤迨：等到，达到。

⑥知命：《论语·为政》："五十而知天命。"后来用"知命"指五十岁。

⑦场屋：科举考试的地方，又称科场，引申为科举考试。

⑧屏（bǐng 秉）：除去，排除。

殒于非命，岂惟不知脉并于证，而不知吁何惨哉！或者不察，乃曰吾取医之运耳，奚①暇问其学之精否。殊不知恃运以言医，虽幸而或中，而所丧亦多，求其万举万全者难矣。此余所以不敢自私，欲锓②梓以广其传，庶几与同志者共云。

淳祐改元九月立冬后四日永嘉施发政卿序

---

① 奚（xī 西）：疑问代词，相当于"胡""何"。
② 锓（qǐn 寝）：雕刻书板。

目　录

卷　上

卷 中

卷 下

| 卷　上 |

十二经总括

左手寸口，手少阴心脏部，为帝王一云君主之官，属朱雀，南方丙丁君火，主血脉及暑。外候在舌，其神神，其志喜，其声笑一云言，其色赤，其臭焦，其味苦，其液汗，其音徵，其卦离，其数七此成数也，其生数二，其变动为忧，其腑手太阳小肠。其积伏梁[①]，如臂连脐。

左手关上，足厥阴肝脏部，为尚书一云将军之官，属青龙，东方甲乙木，主藏血及筋、爪、风。外候在目，其神魂，其志怒，其声呼，其色青，其臭臊，其味酸，其液泣，其音角，其卦震，其数八此成数也，其生数三，其变动为握，其腑足少阳胆。其积肥气[②]，若杯覆左胁边。

左手尺内，足少阴肾脏部，为列女一云作强之官，属玄武，北

①伏梁：出《难经·五十六难》。心之积，生于心下脐下，固定不移，内裹大量脓血，病人或觉心下烦闷，时时吐血；亦有腹部疼痛，全身浮肿。此证难治，预后不良。

②肥气：出《难经·五十六难》。肝之积，生于左胁之下，有块肿起，边缘清楚，按之不移，久久不愈。

方壬癸水，主藏精及骨、髓、齿、水湿、寒。外候在耳，其神志，其志恐，其声呻，其色黑，其臭腐，其味咸，其液唾，其音羽，其卦坎，其数六此成数也，其生数一，其变动为栗，其腑足太阳膀胱。其支脉曰巨阳，其积贲豚^①在脐下。

右手寸口，手太阴肺脏部，为将军一云相傅之官，属白虎，西方庚辛金，主藏气及皮毛、燥一云寒。外候在鼻，其神魄，其志忧，其声哭，其色白，其臭腥，其味辛，其液涕，其音商，其卦兑，其数九此成数也，其生数四，其变动为咳，其腑手阳明大肠。其积息贲^②，在右胁边。

右手关上，足太阴脾脏部，为大夫一云仓廪之官，属勾陈^③，中央戊己土，主藏智、肌肉、劳倦、湿。外候在唇口，其神意，其志思，其声歌，其色黄，其臭香，其味甘，其液涎，其音宫，其卦坤，其数五此生数也，其变动为哕^④，其腑足阳明胃。其积痞气^⑤，在胃管，覆大如盘。

右手尺内，手厥阴命门部，属相火，一名神门，一名手心主，一名心包络，主藏心，与肾同气，男子以藏精，女子以系胞，其腑手少阳三焦。上焦其卦乾，中焦其卦艮，下焦其卦巽。

---

①贲豚：出《难经·五十六难》。亦作奔豚。肾之积，贲豚发作时，从少腹向上至心下，像豚奔走似的，或上逆，或下行，无固定时间。日久不愈，则肾气日益亏损。

②息贲：出《难经·五十六难》。肺之积，位于右胁下，积呈覆杯状，若久延不愈，则有凛寒发热、喘息咳嗽等肺气壅塞的症状。

③勾陈：星宿名，即今北极星，属土。《易冒》："勾陈之象，实名麒麟，位居中央，权司戊日。"

④哕（yuě）：呕吐，干呕。

⑤痞气：出《难经·五十六难》。脾之积，位于胃脘部，呈平扁圆形，覆盘状，久延不愈，则可发生四肢无力、黄疸等症。并因脾不运化，饮食不能营养肌肤而形体日见消瘦。

诊三部脉法

寸部法①天，主上焦，诊自头以下至心病也。

关部法人，主中焦，诊自心以下至脐病也。

尺部法地，主下焦，诊自脐以下至足病也。

三部九候

三部者，上、中、下即寸、关、尺也，每部三候，各自分天、人、地。

上部天以候头角，上部人以候耳目，上部地以候口齿。

中部天以候肺，中部人以候心，中部地以候胸中。

下部天以候肝，下部人以候脾胃，下部地以候肾九候虽有数说，不如此说易晓，今亦难用，姑存之。

王子亨②云：一位有三候，浮取之属阳，沉取之属阴，中得

---

① 法：遵循。
② 王子亨：王贶，宋代医家。考城（今河南兰考）人。曾拜南京（今河南商丘）名医宋道方学医，为其女婿，尽得其传。著有《全生指迷论》（世称《全生指迷方》）四卷，原方早佚，现系从《永乐大典》辑出者。

之为胃气，故无胃气则死。^①

左右三部六候

左寸，外以候心，内以候膻中其穴在两乳间。

左关，外以候肝，内以候膈中。

左尺，外以候肾，内以候腹中腹属下焦，右手尺中亦可候也。

右寸，外以候肺，内以候胸中三焦之所主也。

右关，外以候脾，内以候胃脘。

右尺，外以候心主，内以候腰。

四季脉名

春弦谓端直，如弓弦也。

夏洪一云钩，谓脉如钩芒，来疾去迟。

秋浮一云毛，谓如鸿毛之轻举也。

冬沉一云营，一云石，谓其沉也。

---

① 一位有三候……故无胃气则死：语出《全生指迷方·辨人迎趺阳九候五脏六腑脉法》。

诊五脏四季常脉

春，肝脉微弦而长一云弦细而长，一云弦长而软，一云濡弱而长。

夏，心脉洪大而散。一云浮大而散，一云浮洪而驶，一云洪而微实，一云浮大而洪长，一云洪大而长。吕广[①]云：非是，乃小肠脉也。

四季，脾脉娜娜[②]而缓一云软大而缓，一云沉而濡长。三月、六月、九月、十二月各王一十八日。

秋，肺脉浮涩而短一云微涩而短，一云轻虚以浮。

冬，肾脉沉滞而滑一云沉濡而短，一云沉而紧实，一云沉细，一云沉实而滑，一云沉濡而滑。

定四季六脏平脉

春，肝脉欲弦而长，心脉欲弦而洪浮，脾脉欲弦而缓，肺脉欲弦而微浮，肾脉欲弦而沉濡，命门脉欲弦而滑。

夏，心脉欲洪大而散，脾脉欲洪而迟缓，肺脉欲洪而浮涩，肾脉欲洪而沉滑，命门脉与肾同，肝脉欲洪而弦长。

[①] 吕广：三国时吴国医家，一作吕博。擅长于脉学，著有《玉匮针经》《金韬玉鉴经》等书，均佚。

[②] 娜娜：细弱的样子。

秋，肺脉欲浮而短涩，肾脉欲微而伏，命门脉欲微而滑，肝脉欲浮而弦细，心脉欲浮而洪，脾脉欲浮而微缓。

冬，肾脉欲沉而滑，命门脉与肾同，肝脉欲沉而弦，心脉欲沉而洪，脾脉欲沉而缓，肺脉欲沉而涩。

定四季相克脉

春得秋脉者，死于庚、辛日谓金之克木也。

夏得冬脉者，死于壬、癸日谓水之克火也。

四季得春脉者，死于甲、乙日谓木之克土也。

秋得夏脉者，死于丙、丁日谓火之克金也。

冬得四季脉者，死于戊、己日谓土之克水也。

五脏相克所不可胜者为贼邪，其难治也，信矣。至于所可胜者为微邪，虽不治而自愈。王叔和《脉赋》乃云：春得脾而不疗，冬见心而不治，夏得肺而难救，秋得肝亦何疑。反以微邪为可畏者，何耶？及观《灵枢经》云：木动而火明，火炎而土平，土盛而金生，金盛而水盈。乃知叔和之说有所本。试即土盛金生言之，夫土气既旺，则生金以克木，使肝脏之脉弦而缓，是本脉尚存。脾或侵之，此所谓微邪不足虑，若本脉全无而独见脾脉者，斯足为害也。余脏可以类推。

诊五脏贼邪脉

东方角木，春肝木，畏金，遇肺金乘木大逆，八月死。

南方徵火，夏心火，畏水，遇肾水乘火大逆，十一月死。

中央宫土，脾土，畏木，遇肝木乘土大逆，二月死。

西方商金，秋肺金，畏火，遇心火乘金大逆，五月死。

北方羽水，冬肾水，畏土，遇脾土乘水大逆，六月死此即前四季相克脉也。前言其所死之日，此言其所死之月，故两存之。

诊四时虚实脉歌

春得冬脉只是虚谓春脉弦，反得冬石脉，是肾水为木之母，从后来乘肝木之子，为虚邪，兼令补肾病自除母虚则补之。

若得夏脉缘心实得夏洪脉，是心火为木之子，从前来乘肝木之母，为实邪，还应泻子自无虞子实则泻之。

夏秋冬脉皆如是，在前为实后为虚。

春中若得四季脉，不治多应病自除四季缓脉，是脾土，为木之妻，不胜于夫，为微邪，虽不治而病自愈。

下指轻重法

凡诊候安神靖[1]气，男先诊左手，女先诊右手。先将中指揣[2]得关位，却以第一指着寸部，令彻骨渐徐举指。关尺部皆然此先重而后轻也。《活人书》云：先浮按消息之，次中按，次重按。此先轻而后重也，亦得。

诊五脏动脉法

脉来五十动一止者，五脏六腑受气足，其人无病。

脉来四十动一止者，一脏无气，谓肾气先尽也，其人后四年春草生时死。

脉来三十动一止者，二脏无气，其人后三年谷雨至时死。

脉来二十动一止者，三脏无气，其人后二年桑椹赤时死。

脉来十动一止者，四脏无气，其人后一年草枯时死。

脉来五动一止者，五脏无气，其人后五日死。

王叔和云：脉来四动一止八日死，三动一止六七日死，两动一止三四日死别本云：但此止者，非结脉促脉之止也。此是代脉之止也，

---

① 靖：古同"静"，静止。

② 揣（chuǎi）：估量，忖度。

至于代脉，非达人者难窥者乎。

诊六腑平脉法

左手寸口，手太阳小肠，脉洪大而紧一云洪大而长。为受盛之官，名受盛之府。

左手关上，足少阳胆，脉弦大而浮一云大而浮，一云乍数乍疏，乍短乍长。一云乍大乍小、乍短乍长。其与祟脉无异，何以区别？然两手三部皆然方为祟脉，今独左手关部如此，则谓之胆脉可也。为中正之官，名清净之府一云中精之府。相火胆与风木肝合脉，急则为惊。

左手尺内，足太阳膀胱，脉洪滑而长。为州都之官，名津液之府。寒水膀胱与君火肾合脉，急则为瘕。

心脉居午，谓之君火宜也。今肾脉居子，亦谓之君火，何义？命门脉为心主，居亥谓之相火宜也。今胆脉居寅，亦谓之相火，又何耶？及观《内经·天元纪大论》篇，鬼臾区曰：子午之岁，上见少阴，巳亥之岁，上见厥阴、少阴所谓标也，厥阴所谓终也，厥阴之上，风气主之，少阴之上，热气主之，少阳之上，相火主之。而释者谓午亥之岁为正化，子巳之岁为对化。由此言之，则心肾皆可言君火，以其热气主之也。厥阴既主风气，而手厥阴命门不当以相火言。少阳既主其相火，则胆与三焦为相火明矣。

右手寸口，手阳明大肠脉浮短而滑一云短而涩，为传道之官，名传道之府。

右手关上，足阳明胃脉浮长而涩一云浮大而短，为仓廪之官，名水谷之府。燥金胃与湿土脾合。

右手尺内，手少阳三焦脉洪散而急。为决渎之官，名外府。

脉息大数

人一呼一吸，脉各行三寸，此一息也。一日一夜一万三千五百息，荣卫行阳二十五度，行阴二十五度[①]，为一周[②]也，复会于手太阴。

诊五脏脉诀

轻手于皮肤得之者，肺也；至肌得之者，心也；至肉得之者，脾也；至筋得之者，肝也；至骨得之者，肾也。

男女反脉

男子阳脉常盛，阴脉常弱；女子阳脉常弱，阴脉常盛。男得

①荣卫行阳二十五度行阴二十五度：阳，指白天；阴，指黑夜；二十五度指荣卫昼夜各循行的周次。详见《灵枢·营卫生会》。
②一周：荣卫在一昼夜中循环五十周次，总称一周。

女脉为不足，病在内当作虚医；女得男脉为有余，病在外谓在四肢，左得之病在左，右得之病在右，当作实医。男子生于寅，寅为木；女子生于申，申为金。故男脉在关上，女脉在关下。三阳从地生，故男子尺脉沉也；三阴从天生，故女子尺脉浮也。

观人形性脉法

人长则脉长，人短则脉短，人肥则脉沉一云脉厚，一云脉细而实，人瘦则脉浮一云脉急，一云脉大而长，人壮脉欲大，人弱脉欲小，反者为逆。形盛脉细，少气不足以息者死；形瘦脉大，胸中多气者死。老人脉微，微阳羸阴者平一云脉濡而缓。妇人脉当软弱于丈夫，小儿四五岁，脉实，自駃①，呼吸八至一云幼人脉数而壮。性急脉急，性缓脉缓。

察平人损至脉法

凡一呼一吸为一息，一呼脉再至，一吸脉再至，是一息之间脉四至并五至，不大不小，不短不长，是为平人之脉也。

一呼一吸脉不及四至者曰缓一云气虚，其人少气；三至者曰

---

① 駃（kuài块）：通"快"，迅疾。元·元好问《乙酉六月十一日雨》："今日复何日，駃雨东南来。"

迟一云损，其人可治；二至者曰败一云寒，其人难治，延时而死；一至者曰息，其人虽行，方当着床待时而死。此为阴病之损脉也，故曰阴病脉迟。

一呼一吸脉六至者曰数一云离绝，为始得病；七至者曰极一云无魂；八至者曰脱一云夺精，一云无魄；九至者曰死，十至者曰墓一云困，沉细者困①在夜，浮大者困在昼；十一、十二至者曰死一云绝魄，一云命倾，沉细夜死，浮大昼死。此为阳病之至脉也，故曰阳病脉数。

诊暴病脉法

脉来急大洪直者死，细微者无害。

诊祟脉法

脉来乍大乍小，乍短乍长，为祸祟别本云：右尺洪大为祟脉，寸尺有脉，关中无脉，为鬼病。

---

① 困：困笃、困厄，即疾病危重、垂危。

诊病内外法

脉浮大者病在外，沉细者病在内。

诊癥病脉法

左手脉横①，癥②在右；右手脉横，癥在左。脉头大者脐上，脉头小者脐下。

诊候约法

浮为风为虚，沉为湿为实，迟为寒为冷，数为热为燥，洪为惊为痫一云数为虚为热，滑为实为下。

又云：风则脉浮，寒则脉紧，中暑则脉虚而滑，中湿则脉细而涩《活人书》云：脉沉缓为中湿，脉细者非也。伤于阴则脉沉，伤于阳则脉浮。

---

① 脉横：指脉搏指有力。
② 癥：指有常形、有常位的有形之病。

辨杂病脉吐汗温利可否法

弦紧者可下，弦迟者宜温，紧数者宜汗。脉微者不可吐，虚细者不可下，沉微者不可汗。

人迎气口脉

人迎脉在左手关前一分其穴在结喉两旁，同身寸之一寸五分，脉动应手者是也，诊之以候六淫。浮则为风，紧盛则伤于寒。

气口脉在右手关前一分，诊之以候七情。浮则为虚为气，紧盛则伤于食。

辨三因

寒、暑、燥、湿、风、热谓之六淫，属外因。

喜、怒、忧、思、悲、恐、惊谓之七情，属内因。

疲极筋力，尽神度量，饮食饥饱，叫呼走气，房室劳逸，金疮蹉①折，虎狼毒虫，鬼疰②客忤③，畏压溺等，为不内外因。

陈无择④云：凡诊须识人迎气口，以辨内、外因，其不与人迎气口相应，为不内外因。所谓关前一分，人命之主也。

定生死诀

阳病得阴脉者死，阴病得阳脉者生。脉病人不病者死名曰行尸，人病脉不病者生为内虚尸厥。既有人病而脉不病者，直是息数脉与相应者可治也。《难经》云：然人形病脉不病，非有不病者也，谓息数不应脉数也。《脉经》云：病人得健脉，名曰卧尸。《脉诀》云：病人脉健不用治。夫人病脉不病者，安有是理？当如《难经》之说，谓息数不应，脉数者是也。人之初病，脉非数则迟，必此等脉可生。若健脉则急大洪直，与形证相反者，断不可治。

---

① 蹉（wō 窝）：扭伤。

② 疰（zhù 注）：病名。隋唐前的文献中，多称"注病"，唐、宋以降，则多称"疰病"。是古代人们对一类当时未知病因便误认为鬼魅邪毒之气转相侵注的疾病，其中包括有部分传染病、地方病、精神病及寄生虫病等。

③ 客忤：忤，触犯、触冒之意。客忤，首见于《肘后备急方》："客忤者，中恶之类也。"后《诸病源候论·中恶病诸候》云："卒忤者，亦名客忤，谓邪客之气，卒犯忤人精神也。"

④ 陈无择：名言，字无择。宋处州青田（今浙江青田）人。精于方脉，著《三因方》。为永嘉医派创始人。

下指疏密法

凡诊视其臂长则疏下指，臂短则密下指。古人身长其臂亦长，故寸部占九分，关尺部各占一寸，三部共二寸九分。今人身短其臂亦短，有三部共不及二寸者，若依古法诊之，则头指诊在关部，次指诊在尺部，第三指诊在闲处，如何知病之所在？今但以高骨为准，逐一指诊，指其部位，不必拘九分一寸之说，庶几可也。

|卷 中|

辨七表八里九道七死脉

❀ 七表脉

七表脉属阳，浮、芤、滑、实、弦、紧、洪也《秘宝》以洪、大、浮、数、紧、动、滑、实为阳，《伤寒论》以大、浮、数、动、滑为阳。

浮　脉

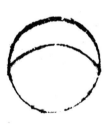

浮脉，指下寻之不足，举之有余，似水上浮物，以手按之虚散，举之有力，故名曰浮也浮为在表，主风，虚乏短气。

左手寸口脉浮，主伤风、发热、头痛、目眩及风痰。

左手关上脉浮，主胃虚、腹胀、小便难肝脉本微弦而长，今见浮脉，周氏云：主胃虚腹胀，乃是胃经受病，何也？黄帝云：主小便难，乃是膀胱经受病，又何也？岂肝脉从小腹上挟胃而然耶；浮大而实，主眼目昏痛，溢^①关与寸口相应，主目眩、头重、筋疼；浮洪盛大，主筋脉缓弱，身体无力；浮大而长，主风眩、癫疾。

左手尺内脉浮，膀胱受风热，主小便赤涩；浮而紧，主耳聋及淋闭；浮而大，为阳干阴，溺则阴中痛；浮而数，主小便频并热淋。

右手寸口脉浮，肺感风寒，主咳嗽、气促、鼻塞、清涕、冷汗自出、背膊劳强、夜卧不安浮本肺脉，但全浮则为病，如浮涩而短，斯为平脉也；浮而实，主咽门干燥，伤损有疮痈；浮短，为肺伤，为诸气；浮滑，为走刺^②；浮缓，为皮肤不仁，风寒入肌肉；浮紧，为肺有水。

右手关上脉浮，脾气不足、腹满不饮食、食不消化、积热在胃中；浮滑而疾速者亦然；浮缓，不思饮食；浮而实，脾胃虚，主消中，口干饮水，多食亦饥；浮大而涩，为宿食滞气；浮滑，为饮；浮细而滑，为伤饮；浮而微则伤客热邪风，主病寒热去来，进退不定。

右手尺内脉浮，大肠受风热，主大便秘涩，客热在下焦；浮数，主大便坚大肠虽肺腑，居下焦。寸关脉浮而疾，名阳中之阳，主头痛；尺寸俱浮，主患气，俱浮而滑，男子疝瘕，妇人有孕，或月闭不通；浮滑疾紧，为百合病^③。

趺阳脉浮虚者浮为风、为虚。风脉则指下浮有力，虚脉则指下浮而无力。

---

① 溢（yì 亿）：超出。

② 走刺：中医病证，多因气痰所致。气痰攻注而走刺不定。

③ 百合病：中医病证名，以主治药物百合而命名，多由病虚体弱，复受精神刺激导致，以阴虚内热、精神不定为主要症状。

芤 脉

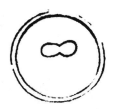

芤脉，指下寻之，两头即有，中间全无。其脉浮大而软，按之中央空两边实，喻似指按芤草叶。芤叶即葱类，中心空虚，故名曰芤也主失血。

左手寸口脉芤，主吐血，微芤者，衄血。

左手关上脉芤，主腹内作声有瘀血，亦主吐血眼暗。

左手尺内脉芤，主淋沥，小便赤或有血。

右手寸口脉芤，主胸中积血瘀血。

右手关上脉芤，主腹内暴痛，肠胃内有痈积、瘀血《活人书》云：主大便血。

右手尺内脉芤，主大肠血痢或下血。

滑 脉

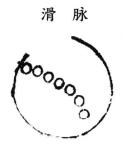

滑脉，指下寻之，三关如珠动，按之即伏，不进不退，或云

往来流利，按如动珠子而有力，替替然^①与数相似，故名曰滑也主吐逆。

左手寸口脉滑，心藏热；滑而实大，心惊、舌强。

左手关上脉滑，肝藏热，上连头目为患；滑散为瘫，缓滑而浮散者有风。

左手尺内脉滑，肾与膀胱俱热，主小便结涩、淋沥，茎中痛，尿色赤；又滑为风，多血少气，少气则四肢困疲酸疼，多血则疼痛小便赤；滑而弦主腰脚痛，滑而弱，主阴中痛《脉赋解义》云：男子尺部见滑，主膀胱冷气缠聚，小腹急胀，便漩^②利数，两胁胀满，直以滑脉主冷，亦未可，当如弦脉说。

右手寸口脉滑，阳气盛实，主呕逆，滑而实，肺脏大热，主毛发干焦、胸膈壅滞、聚气为痰、头目昏重、涕唾稠黏、咽中干燥、疼痛，或时咳嗽。

右手关上脉滑，脾脏热，主口臭恶气，喘息粗大，胃脘先受寒气，变为热实，饮食不下，下则吐逆，病脾风疝^③。滑实为胃热。滑而大小不匀，必吐，为病进，为泄利。

右手尺内脉滑，下焦有实热，渴而引饮，饮冷过度，脐似冰冷，腹鸣时痛，或下痢，妇人主血气实，经月不通然而尺脉滑者亦本形也。《脉赋解义》云：尺脉滑，主胞络极冷，女经不调，则以滑为阴脉也。和缓，为妊娠；滑而浮，大小腹痛；滑而弱，大便痛；滑为鬼疰，滑数为结热，滑为痰逆。

---

① 替替然：连续不断貌。

② 漩（xuán 旋）：回旋的水流。

③ 脾风疝：古病名。《素问·四时刺逆从论》："太阴有余，病肉痹、寒中；不足，病脾痹，滑则病脾风疝。"张志聪注："太阴脉滑，则土邪有余。脾风疝者，即癫肿重坠之属，脾在湿也。"

趺阳脉滑者，胃气实。

实 脉

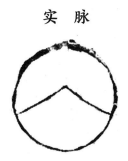

按之洪大、牢、强，隐指^①幅幅然^②，故名曰实也主病在内。

左手寸口脉实，胸中热甚，及生寒热；实而大，主头面热风所攻，心中躁闷，身上疼痛，面色赤；实大而滑，主舌强、心惊，语话艰难。

左手关上脉实，主腹中切痛；实而浮大，肝气盛，主眼目赤痛昏暗。

左手尺内脉实，主小腹满痛，小便涩；实而滑，主淋沥茎中痛，尿色赤；实而大，膀胱热，主小便艰难不通；实而紧，主腰痛或本云：实紧，胃中有寒，若不能食，时时利者，难治^③。

右手寸口脉实，主上焦热；实而浮，是热乘肺脏，咽门干燥，伤损有疮痈，及主气寒喘咳。

右手关上脉实，脾脏虚弱，饮食减少热气蒸脾虚也，反胃气壅滞；实而浮，脾家热，主消中，唇口干燥，饶饮水浆，食多不饱，四体劳倦陈无择谓：实而紧为胃寒，然二脉虽属阳，实脉则主热痛，紧脉则主寒痛，今二脉俱见，谓之主胃寒，恐非也。

---

① 隐指：指重取法，与实脉取法不合，《濒湖脉学》改作"应指"，为确。

② 幅（bì 必）幅然：坚实之象。

③ 实紧……难治：语出《脉经·平杂病脉第二》。

右手尺内脉实，主忽下痢。此则热痢，黄帝脉经于关部云脉实，腹满寒疝，下痢。夫其阳脉如何主寒疝，必传之讹也。今下痢移于尺部，属下焦也。

弦 脉

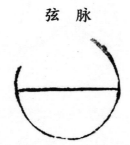

弦脉，劲急如张弓弦，故名曰弦也。《脉经》以为表脉，则属阳，《伤寒论》以为阴，《脉赋解义》亦云：弦滑之脉，虽属于七表，皆主于阴。数说不同，当如《活人书》说，若弦而洪数者为阳，弦疾而沉且微细者为阴，主拘急。又巢元方、王子亨[1]以弦为虚，主拘急。

左手寸口脉弦，主头疼有心气，心胸中急痛，及心悬[2]如人大饥之状，主劳气发作乏力，多盗汗，手足酸痛。

左手关上脉弦沉，主患痃癖[3]痃者悬也，以悬于心下，或左或右或中也。癖者侧也，其气在于脐胁之侧，或上下左右也。弦而紧者，胁下痛，为恶寒，为疝瘕，为瘀血；弦小者为寒癖。

左手尺内脉弦，主小腹急满痛，弦而滑，主腰脚痛。

右手寸口脉弦，主皮毛枯槁。

右手关上脉弦，主胃中寒，有宿食及饮。

---

① 亨：原作"享"，据文义改。

② 心悬：病证名，心悸动之证。《素问·玉机真脏论》："其不及则令人心悬如病饥，䏚中清，脊中痛，少腹满，小便变。"

③ 痃癖：病名，见于《外台秘要》。与积聚相类似，即脐腹或胁肋部出现的积块。其病因主要有气滞、痰结、血瘀。

右手尺内脉弦，主小腹中拘急，下焦停滞水积；弦数，为劳疟；双弦，胁急痛，弦长，为积；弦急，中风热急者紧也，弦紧多主寒，此言中风热何也。

紧 脉

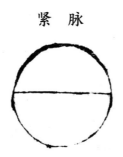

紧脉，按之实数，似切绳①状，来疾而有力，故名曰紧也主痛。

左手寸口脉紧，主头痛；紧而沉，心中气逆冷痛。

左手关上脉紧，主心下苦满痛及心腹痛，筋脉拘急，主风气伏阳上冲，化为狂病；紧而实，主患痃癖。

左手尺内脉紧，主脐下及腰脚痛。

右手寸口脉紧而沉滑，肺气实，主咳嗽。

右手关上脉紧，主脾中痛，胁肋下拘急，欲吐不吐，干呕气逆，冲昏闷盛；紧者腹胀，紧而滑者，为宿食，为蛔动，为吐逆。

右手尺内脉紧，主下焦疼痛。

紧而长过寸口者，为痉病；紧而急者，为遁尸②；紧而数者，寒热俱发，下之乃愈；尺寸俱紧而数，其人中毒吐逆。

---

① 切绳：按如拉紧的绳索。

② 遁尸：中医病名，突然发作，以心腹胀满刺痛、喘急为主症的危重病证。

洪 脉

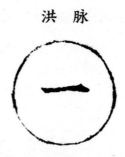

洪脉，极大，在指下举按满指，或云来大去长，故名曰洪也主热。

左手寸口脉洪，主头痛，胸膈胀满、烦热。

左手关上脉洪，肝脏热，及四肢浮热，遍身疼痛_{手足本属脾部，今四肢浮热，乃见肝部则知关脉主中焦病，故肝脾俱可候也}。

左手尺内脉洪，膀胱热，主小便赤涩，两脚酸疼。

右手寸口脉洪，主毛发干焦，涕唾稠黏，咽喉干燥；洪而紧，为喘急。

右手关上脉洪，胃中积热，主翻胃、大吐逆，口干；洪而紧，为胀。

右手尺内脉洪，主大肠不通，燥粪结涩。

洪大为伤寒、热病；洪实为癫；洪紧为痈疽；洪浮为阳邪来见为祟；洪大紧急，病在外，苦头痛、发痈肿_{别本云：三部俱洪，三焦俱热}[①]。

〰️ 八里脉

八里脉属阴，微、沉、缓、涩、迟、伏、濡、弱也_{《秘宝》以微、沉、缓、涩、迟、伏、软、弱为阴，《伤寒论》以沉、涩、弱、弦、微为阴}。

---

① 三部俱洪三焦俱热：语出《类证活人书》卷第二。

微　脉

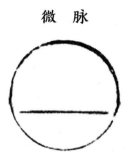

微脉，指下寻之若有若无，极细而浮软，往来如秋风吹毛而无力，故名曰微也主气痞。

左手寸口脉微，心脏虚，多忧惕[1]，寒热更作，寒气上侵心胸，痞结，阳不足，恶寒，虚劳盗汗；微而浮弱，心中寒。

左手关上脉微，心下气满、郁结，目暗生花，四肢拘急。

左手尺内脉微，主败血不止，男子溺血，女子崩血，久为白带。

右手寸口脉微，上焦寒气、痞结；微弱为少气、中寒。

右手关上脉微，胃中寒气，胀满，饮食不化，厥逆拘急。

右手尺内脉微，小腹寒气积聚、肚痛，脐中声吼而泻。

尺寸俱微，男子五劳，妇人绝产。

微浮，秋吉、冬病。

---

① 惕（tì 替）：戒惧，小心谨慎。

沉 脉

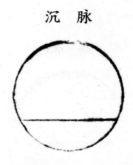

沉脉，举之不足，按之有余，重按乃得，故名曰沉也沉为在里，主冷气、水病。一云：主湿冷洞泄。

左手寸口脉沉，胸中气短，有寒饮及胸胁痛，有水气；沉而紧，主心中气逆冷；沉而细，名阳中之阴，苦悲伤，不乐闻人声、少气、自汗、两臂不举。

左手关上脉沉，主心下痛，气短促，两胁满，手足时冷；沉而弦者，主痃癖、腹内痛。

左手尺内脉沉，主冷气，腰背痛，小便稠数、色如米泔；沉而细，名曰阴中之阴，苦两胫酸疼不能久立，阴气衰少小便余沥阴下湿痒沉本肾脉，但全沉则为病。如沉濡而滑，则为平脉也。

右手寸口脉沉紧而滑，主咳嗽；沉细而滑，主骨蒸病，寒热交作，皮毛干涩；沉细为少气，臂不能举。

右手关上脉沉，主心下满、苦吞酸；沉紧，为悬饮；沉在下则为实。

右手尺内脉沉，主患水病，腰脚沉重而弱；沉而紧，主腰脚寒痛；沉而细者，苦疝痛、下重痢；沉滑者，有寸白虫此脾虫见于此，为下重，背膂[①]痛，为风水肾主水，因何见此，盖命门与肾同气故也。

---

① 膂（lǚ吕）：脊梁骨。

沉弱为寒热，沉迟为痼①冷，沉重为伤暑发热，沉紧为上热下冷，沉重而中散者，因寒食成症，沉重而直前绝者，有瘀血在腹，沉重不至寸，徘徊绝者为遁尸。

缓　脉

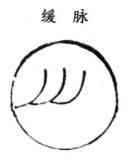

缓脉，指下寻之，浮大而软，去来微迟，故名曰缓也主风结。

左手寸口脉缓，主脊项筋紧急、搐痛肝主筋，今见心部，何耶？盖项筋属上焦故也。

左手关上脉缓，主眩晕，腹内气结，痛如筋紧之状。

左手尺内脉缓，肾虚，耳鸣，有冷结气，梦为鬼随，小便难，有余沥此冷淋也。

右手寸口脉缓，主气促不安，皮肤顽痹不仁，为气不足。

右手关上脉缓，主风寒入肌肉，胃虚不能食；缓而滑，胃中热脾之本脉软大而缓，若全缓则为病脉。

右手尺内脉缓，下焦寒，脚弱、下肿，风气秘滞；缓而滑，为热中；缓而迟，为虚寒相搏、食冷则咽痛。

---

① 痼（gù 固）：经久难治愈的病，此处引申为根深蒂固的。

涩 脉

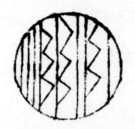

涩脉，细而迟，往来难，时一止，轻手乃得，重手不得，按之数浮，如轻刀刮竹皮，或云三五不调，如雨沾沙，故名曰涩也即黄帝涩脉，王冰云：阳气有余则血少，故脉涩主身热无汗。此言未足信，其实阴虚之脉也，主血气不足而痹。

左手寸口脉涩，主荣卫不足，无心力，不能多言，主中雾露，冷气，亡汗，心痛。

左手关上脉涩，肝脏虚，主血[①]散失，肋胀胁满两肋下有骨处为肋，肋者勒也，以勒五气，肋下无骨处为胁，通身疼痛，女子有孕胎痛、无孕败血谓崩中漏下，或血瘕，月信不调之候是也。

左手尺内脉涩，肾脏虚，乱梦涉水，小便数，精频漏，及患疝气、小肠气。

右手寸口脉涩，上焦冷，阳虚，卫气不足，痞涩，气促无力，背膊刺痛。

右手关上脉涩，脾气不足而痛，不思饮食，胃冷而呕。

右手尺内脉涩，主小腹冷，作雷鸣及下痢，足胫逆冷；涩细而紧者，为寒湿痹。

---

① 血：原作"而"，诸本同。据文义改。

迟 脉

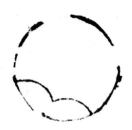

迟脉，一息三至，去来极迟，重手乃得，隐隐迟慢，故名曰迟也迟为肾虚之脉，主虚，恶寒，气塞满胀。

左手寸口脉迟，主心上寒。

左手关上脉迟，主腹中冷痛此脐以上痛也。

左手尺内脉迟，主肾虚不安，小便白浊，身寒体颤，夜梦惊悸。

右手寸口脉迟，主上焦有寒。

右手关上脉迟，主中焦有寒，胃冷不欲食，吞酸吐水；迟而涩，胃中寒，有癥结。

右手尺内脉迟，主下焦有寒，腰脚沉重。

关尺迟，名曰阴中之阴，其人苦悲愁不乐，少气力而多汗。

伏 脉

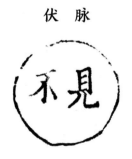

伏脉，按之著骨乃得，不出其位，举之全无，故名曰伏也主物聚。

左手寸口脉伏，主胸中有聚物。

左手关上脉伏，主阴病，常欲瞑^①目。

左手尺内脉伏，主小腹痛，寒疝，瘕。

右手寸口脉伏，主胸中气滞，有痰，噎塞不通。

右手关上脉伏，主中脘有滞物，及肠澼、水气、溏泄。

右手尺内脉伏，主宿食不消；伏而尢，大便去血。

濡 脉

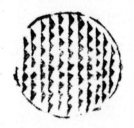

濡脉，按之似有，举之全无。一云按之似无，举之全无，力极软而浮细。一云按之不见，轻手乃得。不能隐指，故名曰濡也即黄帝所谓软脉，《集韵》濡软二字，同呼同用，主恶寒。

左手寸口脉濡，主虚损多汗，五心烦热。

左手关上脉濡，主体重少力，虚弱，精神离散。

左手尺内脉濡，主肾虚损，骨髓不温，肉不著骨，齿长而枯，发无润泽，脑转耳鸣；濡而弱，为小便难此冷淋也，论大小便虽在尺部，当参寸部大小肠脉方准。

右手寸口脉濡，主元气败，少力。

右手关上脉濡，脾气弱，苦虚冷，重下痢。

右手尺内脉濡，主发热恶寒，下元冷极。

---

① 瞑（míng 明）：闭眼。

濡而弱，为内热外冷，自汗此虚热盗汗也。

弱　脉

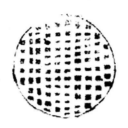

弱脉，指下寻之如烂绵，轻手乃得，重手稍无，极软而弱细，按之欲绝指下，故名曰弱也主虚而筋痿及风气。

左手寸口脉弱，主心中悸，阳气虚，汗自出。

左手关上脉弱，主筋痿；弱微而浮散，主目暗生花，妇人产后，客风面肿；弱而虚，为风热此风虚而客热。

左手尺内脉弱，主骨肉酸痛。

右手寸口脉弱，阳道虚损，卫气不足；弱微而浮散，主气滞。

右手关上脉弱，胃气虚，有客热不可大攻，恐热去寒起也。

右手尺内脉弱，下焦冷，无阳气。

古人于左右尺部诊大小便，往往少验。然大便出于大肠，大肠乃肺之腑，当于右手寸口脉参之；小便出于小肠，小肠乃心之腑，当于左手寸口脉参之。

九道脉

九道脉，属阳者二，属阴者七。

长　脉

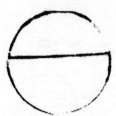

　　长脉，属阳，指下寻之，往来通度三关，如持竿状。举之有余曰长，过于本位亦曰长<small>黄帝《脉经》无长脉，有散脉。云大为散，乃阳盛阴虚之脉，焉知散非长也</small>。主浑身壮热，坐卧不安是阳毒邪热之气居于三焦，患在于表，宜徐徐发表出汗而愈。散脉按之满指，六腑气绝于外，则手足寒，上气，五脏气绝于内，则下利不禁，甚者不仁，其脉皆散，散则不聚，病亦危矣。

促　脉

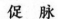

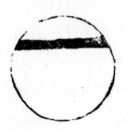

　　促脉，属阳，阳盛则促，按之极数，时止复来曰促。主积聚，气痞，四肢困劣，精神交乱，忧思所成若诊之，向前而来，渐出关上，并居寸口，疾数则病血热，发成斑点，忽然退减则生，渐加即死。然其促有五，曰气、曰血、曰饮、曰食、曰痰，以五者留滞不行则止促，止促非恶脉也。

短　脉

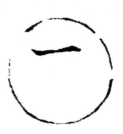

短脉，属阴，指下寻之，往来极短曰短，不及本位亦曰短。主四体恶寒，阴中伏阳，三焦气壅，宿食不消宜大泻，通利肠胃而安；短而滑者，病酒；短而数者，心痛，烦躁。

虚　脉

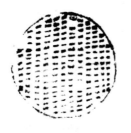

虚脉，属阴，按之不足，迟大而软曰虚。主气血虚，生烦热，少力，多惊，心中恍惚，健忘宜补益三焦即安。虚，为脚弱，为食不化，为伤暑，小儿主惊风。

结　脉

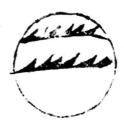

结脉，属阴，阴盛则结，脉往来迟缓，时一止复来，曰结。

主胸满，烦躁，积气生于脾脏之旁，大肠作阵疼痛宜宣泻于三焦而愈。结，为痰，为饮，为血，为积，为气一云气塞脉缓则为结。《活人书》云：阴盛发躁。

牢 脉

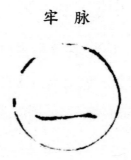

牢脉，属阴，按之实强，有似沉状，一云沉伏实大如按鼓皮曰牢即黄帝所谓革脉也。主骨肉疼痛，皮肤红肿，胸中气壅，喘息短促此心绝之脉也。尺脉牢，男子主阴疝偏坠，女人主血崩瘕聚胞肾虚冷使然；尺寸脉牢而长，关中无，为阴干阳，苦两胫重、小腹引腰痛。革，为满，为急，为虚寒相搏，妇人半产漏下、男子亡血失精。

动 脉

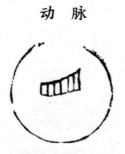

动脉，属阴，指下按之无头尾，大如豆，沉沉微动，不来不往，曰动。主四体虚劳疼痛，崩中血利，为惊恐，为挛，为泄众经悉皆以动为阳脉，此脉居关上，阴阳相搏为动，阳动则汗出，阴动则发热。

细　脉

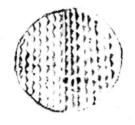

　　细脉，属阴，指下寻之，细如丝线，来往极微小，曰细。主胫酸髓冷，乏力损精，囊下湿痒，小便遗沥。细，为气血俱虚，为病在内，为积，为伤湿，为后泄，为寒，为神劳，为忧伤过度，为腹满；细而紧，为寒疝，为癥瘕积聚，为刺痛；细而滑，为僵仆，为发热，为呕吐。

代　脉

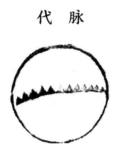

　　代脉，属阴，指下寻之，往来缓动而中止不能自还，因而复动。或云脏绝中止，余脏代动，曰代。主形容羸瘦，口不能言老得之生，少得之死，妇人亦然。有孕约三月余日也，代为五脏气绝之脉。

　　上前七表、八里、九道共二十四脉，按诸家脉书皆二十四脉，互有少异，但无濡、牢、长、短四脉，却有数、革、软、散四脉，若取诸家脉经观之，乃有数、革、软、散、大五脉革、软、散脉已见于前。

数 脉

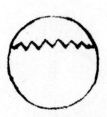

数脉，属阳，指下寻之，去来急速，一息六至，曰数。主热。数，为虚，为烦渴，为烦满；寸口脉数，主头痛；关上脉数，脾热，口臭，生疮胃热，呕吐；尺内脉数，下，恶寒，小便黄赤言虚当如浮脉说。

大 脉

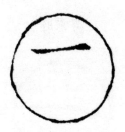

大脉，属阳，指下往来满大，主热。大为病进。寸口脉壮大，尺中无，此为阳干阴，苦腰背痛，阴中伤，足胫寒；大而坚疾，主癫病大脉即洪脉，此阳盛之脉，如何主癫？经云：重阳者狂，重阴者癫。[①]谓主狂病。

---

①重阳者狂重阴者癫：语出《难经·二十难》。此为以脉测证之法。寸口之脉，寸为阳，尺为阴。重阳即寸部、尺部均现阳脉，此为阳偏盛，阳热上扰神明，故为狂；重阴即寸部、尺部均现阴脉，此为阴偏盛，阴邪上蒙清窍，故为癫。

七死脉

弹石脉

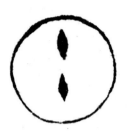

弹石脉，在筋肉皮，按举皆劈劈急，曰弹石。是肺绝，死脉也弹石脉者，萧处厚[1]谓肺绝之脉，此说既未稳。吴仲广[2]又推广之，以为象西方金，令肝元绝，其说尤穿凿，当以为肾绝之脉可也。石乃肾之本。脉合沉濡而滑，今真脏脉现，如弹石劈劈然凑指，殊无息数，其死无疑矣。

解索脉

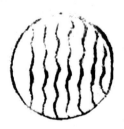

解索脉，在筋肉上，动数而随散乱，无复次第，曰解索。是五脏绝，死脉也王叔和云：解索散散乱而无绪。吴仲广云：解索脉者，其形见于两尺，脉来指下，散而不聚，若分于两畔，更无息数，是精髓已耗，

---

①萧处厚：北宋人，名世基，著有《脉粹》。

②吴仲广：宋代琅琊人，名洪，字仲广。撰有《脉赋解义》，该书久佚，今发现存于日本内阁文库藏江户写本《诊脉须知》中，《脉赋解义》被辑入其中作为第一卷。施发在《察病指南》中所垢评的吴仲广之论，所引文献《脉赋解义》(即《诊脉须知》卷一)。

将死之候也。

雀啄脉

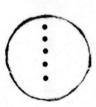

雀啄脉，在筋肉，来而数急，曰雀啄。是心绝，死脉也王叔和云：雀啄顿木而又住。吴仲广云：雀啄者木脉也。主脾无谷气，已绝胃气，无所荣养，其脉来指下连连凑指数急，殊无息数，但有进而无退，顿绝，自去良久，准前又来，宛如鸡践食之貌，但数日之寿也据此所云，乃脾绝之脉，萧处厚谓之心绝，何耶？王叔和云：雀啄顿木而又住，此雀乃啄木儿也。吴仲广因其顿木之说，遂认为木脉，木脉者，肝脉也，其说未达，当以脾绝为是。

屋漏脉

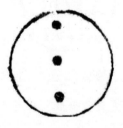

屋漏脉，在筋，按之止，时起而不相连，曰屋漏。是心肺绝，死脉也王叔和云：屋漏将绝而复起。吴仲广云：屋漏脉者，主胃经已绝，谷气空虚。其脉来指下，按之极慢，二十息之间或来一至，若屋漏之水滴于地上，而四畔溅起之貌，立死之候也。据此云乃胃绝之脉？何萧处厚谓心肺绝脉耶。

虾游脉

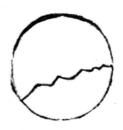

虾游脉，在皮毛，浮而再起，寻还退没，不知所在，起迟而去速，曰虾游。是脾胃绝，死脉也王叔和云：虾游冉冉，而进退难寻。吴仲广云：虾游之脉，其来指下若虾游于水面，泛泛而不动，瞥然惊掉而去，将手欲趋，杳然不见，须臾于指下又来，良久，准前复去，又如虾蟆入水之形，瞥然而上，倏然而去。此是神魂已去，行尸之候，立死也。

鱼翔脉

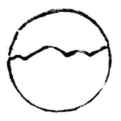

鱼翔脉，在皮肉上，如鱼不行，而但掉尾动身，疏而作久，曰鱼翔。是肾绝，死脉也王叔和云：鱼跃澄澄而迟疑掉尾。吴仲广云：鱼翔之脉，主肾与命门皆绝，卫气与荣血两亡。其脉来指下寻之，即有泛泛高虚，前定而后动，殊无息数，宛如鱼游于水面，头不动而尾缓摇之貌，故曰鱼翔也。又曰亡阳之候，死矣。旦占夕死，夕占旦死。日中占夜半死，夜半占日中死。

釜沸脉

釜沸脉，在皮肉上，涌涌如羹上肥，曰釜沸。是死脉也。

诊七表相承病法

浮芤相传中风衄血，浮滑相传中风吐逆，浮实相传中风下利，浮弦相传中风拘急，浮紧相传中风体痛，浮洪相传中风发热。

卷　下

审诸病生死脉法

伤寒类

伤寒热盛，脉浮大者生，沉小者死。

伤寒头痛，脉洪大者可治，实牢者生，沉细者死。

伤寒已得汗，脉沉小者生，浮大者死。

伤寒咳嗽上气，脉散者死谓其形损故也。

瘟病①类

瘟病三四日不得汗，脉细难得者死。

瘟病瀼瀼②大热，脉细小者死。

瘟病身体温，脉洪大者可治，微细者剧。

瘟病大便不利，腹中痛甚者死。

---

① 瘟病：中医对各种急性热病的统称。有春瘟、暑瘟、伏瘟等。

② 瀼（ráng 瓤）瀼：露水盛多，此处引申为汗多。

热病类

热病三五日，身体热，腹满痛，食饮如故，脉直而疾者，八日死。

热病七八日，气不喘，脉不数者，当后三日温汗，汗不出者死。

热病七八日，脉微细小，便黄赤，口燥，舌焦干黑者死。

热病已得汗，脉安静者生，躁盛者气极也，必死。

热病汗后，脉静者当便瘥，喘热脉乱者死。

热病脉躁盛，得汗者生，不得汗者，阳极也，十死不治。

热病已得汗，常大热不去者死脉必盛也。

热病已得汗，热未去，脉微躁者，切不得针灸。

热病发热甚者，其脉阴阳皆竭，切勿针灸，汗不出者，必死。

水病类

水病，脉洪者可治，微细者不可治。

水病，腹大如鼓，脉实者生，虚者死。

水病，阴闭，脉浮大者生，沉细虚小者死。

消渴类

消渴，脉数大者生，细小浮短者死一云虚小者死。

消渴，脉实大病久可治，脉小紧急不可治人病口甘而渴，此因数食甘美而多肥，五气之溢也，谓之脾瘅。或病口苦而渴，此因数谋虑不决，胆气上溢也，谓之胆瘅。凡消瘅之脉实大，病久可治；悬小坚，病久不可治。

泄泻类

泄而腹胀，脉弦者死。

腹大而泄，脉微细而涩者生，紧大而滑者死。

泄注，脉缓微小者生，浮大数者死。

注下，脉细者可治，浮大者剧。

洞泄，食不化，下脓血，脉微小者生，紧急者死。

下痢类

下痢，脉微小者生，大而浮洪者生。

下痢脓血，脉悬绝者死，滑者死。

下痢白沫，脉沉者生，浮者死。

肠澼^① 类痔也

肠澼下白脓一云白沫，脉沉者生，浮者死。

肠澼下脓血，脉沉小流连者生，数疾大热者死。

肠澼下脓血，脉悬绝者死一云悬涩，滑大者生。

肠澼身不热，脉不绝滑大者生，弦涩者死。

肠澼，有寒者生，有热者死。

肠澼筋挛，脉细小安静者生，浮大坚者死。

---

①肠澼：首见于《素问·生气通天论》："因而饱食，筋脉横解，肠澼为痔。"历代医家对此有两种观点：一是由于长期饱食导致肠道经脉气血瘀滞，日久形成痔疮而见大便时下血；二是大便下利脓血的痢疾。

◎ 咳嗽类

咳嗽，脉浮直者生，沉坚者死。

咳嗽，羸瘦，脉坚大者死。

嗽，脱形，发热，脉紧急者死。

嗽而呕，脉弦欲绝者死。

诸嗽，脉浮软者生，沉伏者死。

◎ 上气类

上气，脉数者，死。

上气浮肿，脉浮滑者生，微细者死。

上气面浮肿，肩息，脉大不可治，加痢必死。

上气喘息，低昂，其脉滑，手足温者生；脉涩，四肢寒者死。

寒气上攻，脉实而顺滑者生，实而逆涩者死。

◎ 中风类

中风口噤，脉迟浮者生，急实大数者死。

被风不仁，痿厥，脉虚者生，坚者死。

◎ 癫狂类

癫狂恍惚，病脉实牢者吉，沉细者凶。

癫疾，脉大而滑者，久久自已，脉小紧急者死。

狂病妄语，身微热，脉洪大者生；四肢逆冷，脉沉细者，一日死。

霍乱① 类

霍乱，脉微细者生，微迟，气少不言者死一云脉浮洪者生。

头目类

风痰头痛，脉浮大者生，短涩者死。

头目痛，卒② 视无所见者死。

病目不见人，脉涩者生，浮大洪直者死。

闭目不欲见人，脉浮短而涩者死。

开目而渴，心下牢，脉沉涩而微者死。

心腹类

心腹痛，脉沉细者生，浮大弦长者死。

心腹痛③，积聚，脉坚急者生，虚弱者死。

心腹积聚，其脉劲强者生，沉小者死。

心下坚硬，苦渴，脉沉细者生，浮大而坚者死。

腹胀，脉浮大者生，虚小者死。

汗类

病多汗，脉虚小者吉，紧者凶。

病汗不出，出而不至足者死。

---

① 霍乱：中医病名，即上吐下泄的证候。与现代医学所言"急性传染病霍乱"
不同。

② 卒（cù促）：突然。

③ 心腹痛：即胃脘痛。心，作"中"解，胃脘位于人体中央，故胃脘痛又称为
心腹痛。

厥逆汗出，脉紧，弦急者生，虚缓者死。

血类

吐血而嗽，上气，脉数，有热不得卧者死。

吐血、衄血，脉滑小弱者生，实大者死一云沉细者生，浮大者死；一云浮大而牢者死。

衄血汗出，脉小滑者生，大躁者死。

唾血，脉坚强者死，滑者生。

瘀血在内腹胀，脉牢大者生，沉者死。

金疮类

金疮出血太多，脉虚细者生，实大者死急疾大数者死。一云：血出不断，脉大而止者，三七日死。一云：伤在阳处者，去血四五斗，脉微缓而迟者生，急疾者死。

金疮失血，脉沉小者生，浮大者死一云：实大而浮者死。

坠压类

从高顷仆，内伤肠满，脉坚强者生，小弱者死。

中毒类

中毒药，脉洪大而速者吉。细而但出不入，并大小不齐者皆凶。

卒中恶[①]毒，脉大而缓者生一云坚而微细者生，坚而浮者死。

---

①中恶：出《肘后方·救卒中恶死方》，感受秽毒或不正之气，突然厥逆，头面青黑，或错言妄语、牙紧口噤，或头旋晕倒，不省人事。

中恶腹胀，脉紧细者生，浮大者死脉紧细微者生，紧大而浮者死。

中恶吐血数升，脉浮大而疾者生，沉数细者死。

患虫毒，尺寸脉紧数而直硬者死。

❀ 杂病类

咳而尿血，脉微细者生，大者死。

寒热瘛疭①，脉代绝者死。

外实内热吐泻，脉沉细者生，洪大者死。

内实，腹胀痛，干呕，手足烦热，脉洪大实者生，沉细者死。

阴阳俱竭，齿上如熟小豆，脉躁者死。

身热脉浮涩者死。

无故而瘖②，脉不至，此气暴厥，气复则已。

病人饥寒，脉细，气少，泄痢，饮食不入，是谓五虚，其人必死。

病人浆粥入胃，泄注，上则肌大热，前后不通，胃闷，脉盛，是谓五实，其人必死。若得身汗，后利则生。

老人脉微，阳赢阴强者生，脉躁大加息者死。阴赢阳强，脉至而代，奇日而死。病甚，脉洪大者易瘥，脉不调者难瘥。

病人脉实大急数者凶。

左手寸口脉偏动，乍大乍小，从寸至关，从关至尺，三部之位处处动摇，各异不同，其人仲夏得此脉，桃叶落时死。脉若

---

① 瘛疭：古指抽搐筋脉拘急。瘛，筋脉拘急；疭，筋脉纵弛。

② 瘖（yīn 阴）：同"喑"，哑。

小急，背膈偏枯，年不满二十者，三岁死。脉至而搏，衄血身热者死。

右手寸口脉偏沉伏，乍大乍小，朝来浮大，暮即沉伏，浮大则上过鱼际，沉伏则下不至关，来往无常，时伏又来者，榆叶枯落时死。

三部脉皆涩、皆滑、皆紧急、皆软弱、皆如张弓、皆微而伏、皆细而数、皆累累如珠者长，病人得之皆死。

诊太冲冲阳脉

太冲穴，在两足大趾本节后二寸，陷中动脉是一云一寸半，足厥阴之所注。诊此者，可决男子之死生也或诊太溪命门脉，穴在足内踝后跟骨上动脉陷中。

冲阳穴一名会源，即趺阳穴也在足跗上五寸，骨间动脉，上去陷谷三寸是即足面系鞋之所。诊此者，以察其胃气之有无也。

论病之本

肝恶风，诸风掉眩，其本在肝。

心恶热，诸热暴瘛，疮疡血疾，其本在心。

脾恶湿，诸湿肿满，其本在脾。

肺恶寒，诸气愤郁，其本在肺

肾恶燥，诸寒收引，其本在肾。

诸厥痼泄，其本在下

诸痿喘呕，其本在上。

察杂病生死证

疟病，腰脊强急瘛疭者，不可治。

肌瘦脱肛，形热不去者死。

尸厥，体无所知，耳内有声如啸，汗出身温者，当自愈；唇青身冷者，必死。

内外俱虚，身体冷汗出，微呕而烦扰，手足厥逆，体不安静者死。

形羸不能服药，谷气绝也，一病才已，一病复生，五行胜复相乘也，其人必死。

五脏虚实外候

肝实则目赤胁疼，多怒颊肿，头旋耳聋，宜泻之；虚则目暗，筋挛胁拘，多悲恐，爪甲枯，不得大息，宜补之。

心实则胸胁背臂尽痛，喜笑不休，口舌干燥，宜泻之；虚则少颜色，惊悸忧悲，舌根强，腰背痛，宜补之。

脾实则腹胀，大便不利，足痿不收，行苦，脚下痛，身重，苦饥，宜泻之；虚则吐逆，腹胀肠鸣，饮食不化，泄利无时，宜补之。

肺实则肩背股胫皆痛，喘嗽上气，宜泻之；虚则少气咳血，耳聋嗌干，宜补之。

肾实则腹胀体肿，汗出憎风，面目黧黑，少气飧泄，小便黄色，宜泻之；虚则䏚中冷乃胁下夹脊两旁空软处也，脊疼，耳聋，厥逆无时，小便色变，宜鹿茸、巴戟补之。

脏腑病外候

喜寒而欲见人，为腑病，属阳；喜温而不欲见人，为脏病，属阴。

诊妇人病脉生死诀

妇人胞中绝伤，有恶血，久结成瘕，其病腹痛，逆满，气上冲，尺脉涩而坚，为血实气虚。尺脉细而微，血气俱不足，谷气不充，得节转，枣叶生时死。

妇人赤白带下，脉迟滑吉，数疾凶。

妇人新产，脉缓滑者生，实大弦急者死。沉小者吉，坚牢者凶。寸口脉沉微附骨不绝者生，涩疾不调者死。

妇人已产，脉沉小实者吉，浮虚者凶。

妇人产后热病，脉细四肢暖者生，脉大四肢冷者死。

胎蓐①，脉缓滑沉小细者生，实大弦急坚牢者死。

辨胎脉

脉动入产门者，有胎也谓出尺脉外，名曰产门。

尺中脉数而旺者，有胎脉也一云细滑而不绝者是也，一云脉微是经脉闭塞成胎也，或带数是血盛之脉，有胎也。

左手尺脉浮洪者为男胎，右手尺脉沉实者为女胎。

关部脉滑者为有子《素问》曰：滑为多血少气，故有子也。

左手寸口脉浮大，为怀男，右手寸口脉沉细，为怀女。

足太阳膀胱洪大是男孕，手太阴肺脉洪大是女孕。

阳脉皆为男，阴脉皆为女。

阴中见阳为男，阳中见阴为女。

手少阴脉动甚者，妊子也。

两手尺部俱洪者为两男，俱沉实者为二女一云左手带纵为两男。纵者，夫乘妻也，即鬼贼脉也。王氏《脉经》云：水行乘火，金行乘木，名曰纵也。右手带横为双女，横者妻乘夫也，即所胜脉也。谓火行乘水，木行

---

① 胎蓐（rù入）：指胎产。

乘金，名曰横也。

左手脉逆为三男逆者子乘母也，即己所生脉也。王氏曰：水行乘金，火行乘木，名曰逆也。

右手脉顺为三女顺者母乘子也，即生己之脉也。谓金行乘水，木行乘火，名曰顺也。

寸关尺脉，大小迟疾，皆相应，双怀一男一女一云足太阳、手太阴脉俱洪者，一男一女。

脉滑而疾者，三月胎候也。但疾不散者，五月也。

关上一动一止者，一月；二动一止者，二月准此推之，万不失。

中冲，足阳明胃脉连胞络，脉来滑疾者，受孕及九旬。

尺脉沉细而滑，或离经，夜半觉痛，日中则生。

外候胎法

左乳先有核者为男，右乳先有核者为女。

又法：令娠妇面南行，于背后呼之，左回来者生男，右回来者生女。

妊娠杂病生死外候

血漏胞干者杀胎，亦损妊母。

心肠急痛，面目青色，冷汗自出，气欲绝者死。

血下不止，胎冲上，四肢冷闷者死。

举重顿仆，致胎死腹中，未出而血不止，冲心闷痛者死。

产难外候

寒热频作，舌下脉青而黑，舌卷上冷，子母俱死。

唇口俱青，痰沫呕出，子母皆死。

面赤舌青，母活子死。

面舌俱青，痰沫频出，子活母死。

面青舌赤，口中沫出，母死子活。

诊小儿杂病脉法

凡小儿五岁以下，三岁以上，只看形。五岁以上，渐可诊脉。呼吸八至，是常脉也，九至者病，十至病者困许氏以大指按三部，十至为发热，五至为内胀。

小儿脉浮而数，主乳痫、风热之病。

小儿脉浮而数，主五脏壅因乳热或着绵衣过多如此。

小儿脉虚涩，主惊风及浮则主风，促急主虚惊。

小儿脉紧，主风痫①。

小儿脉紧而弦，主腹痛不安。

小儿脉弦急，主气缠绕不和。

小儿脉牢而实，主大肠秘。

小儿脉沉而数，主骨中寒此数为虚，虚则髓少，故骨中寒。

小儿脉沉而细，主冷。

小儿脉大小不等，乍大乍小，皆有祸祟。

小儿脉小，或缓或沉，皆主食不消化。

小儿变蒸②之时，身热脉乱，汗出，不欲食乳，食即吐，切不可医，必自瘥其候身热神昏，或吐乳泻黄沫，多啼，无喜悦，唇上生白珠子是也。每三十二日必一变，六十四日再变，兼蒸，或二十八日及三十日必变者，亦无定期。至三五日方歇，歇后精神必有异于前也。

---

①风痫：中医病名。症见颈项强直、两目上视，肢体抽搐。多因肝经热盛导致的动风之象。

②变蒸：是古代医家对婴幼儿生长发育过程中特定现象的描述。指在婴儿的生长过程中，三十二天为变，六十四天为蒸，此间婴儿有身热、脉乱、汗出等症，而无其他不适。

辨小儿生死脉

小儿中风热，喘鸣肩息[①]，脉缓则生，急则死。

小儿痢疾，脉浮大而腹痛者必死。

乳子病热，脉悬小，手足温则生，寒则死。

小儿困，汗出如珠，著身不流者死。

小儿有病，胸陷，口唇干，目直视，口中气冷，头低，卧不举身，手足垂软，身体强直，掌中冷，皆不可治，脉乱者同。

小儿死证一十五候歌

眼上赤脉，下贯瞳人[②]，囟门肿起，兼及作坑，鼻干黑燥，肚大青筋，目多直视，睹不转睛，指甲黑色，忽作鸦声，虚舌出口，啮齿咬人，鱼口气急，啼不作声，蛔虫既出，必是死形。

---

① 肩息：因呼吸困难，两肩随呼吸耸动。

② 瞳人：即瞳仁。人通"仁"。

看小儿虎口诀

凡婴孩生下一月至三岁，当看虎口内脉两边脉有黄、青、红、紫、黑五色，除黄色为平和，黑色为危急外，青、红、紫色可以察病。

青色受胎气不全，主惊积多搐搦。

指脉深青卧不宁，微青腹痛粪多青。青兼黑色盘肠吊，发搐牵抽不暂停。

红色惊入脾窍。

孩儿指脉深红色，发热惊时自强直，微红下痢腹中疼，吐泻脾虚多不食。

紫色胎惊热。

指中纹生紫色深，惊时哭泣又呻吟，微中紫色肠中痛，吐泻纹蛮主恶心。

听声验病诀声者脏之音也

肝应角，其声悲而和雅；

心应徵，其声雄而清明；

脾应宫，其声慢而缓大；

肺应商，其声促而清冷；

肾应羽，其声沉而细长。

声悲是肝病—云声呼，

声雄是心病—云声笑，

声慢是脾病—云声歌，

声促是肺病—云声哭，

声沉是肾病—云声呻，

以上脏病也。

声清是胆病，

声短是小肠病，

声速是胃病，

声长是大肠病，

声微是膀胱病，

以上腑病也。

声悲慢是肝脾相克病，

声速微细是胃膀胱相克病，

声细长是实，声轻是虚，声沉粗是风，

声短细是气，声粗是热，声短迟是泻，

声病长是病痢，声实是秘涩。

察五脏色知生死诀 色者，气之华也

肝病，面青如翠羽，或如苍玉之泽者生，如蓝，如地苔，如草兹，如枯草，眼眶陷入者，三日死。面肿苍黑，舌卷而青，四肢乏力，两眼如盲，泣出不止，八日死。此肝脏绝也一云中热嗌干，善溺心烦，舌卷卵上缩。病人筋绝，爪甲枯黑，八日死。面青目黄，半日死一云五日死。手足甲青，频呼骂者，是筋绝，九日死。项筋舒展者死。目无精光，齿龈黑者死。病人目䀮绝系[①]不能正，胆绝也。心病面赤，如鸡冠之色或如帛裹朱者生，如代赭，如衃血，如瘀血，一日死。面黧、肩息、直视、掌肿没纹、狂言身热，一日死，此心脏绝也。面赤目青者立死。病人脉绝，口张唇青，毛发干竖，五日死。久病人两颊颧赤，口张气直者死。

脾病，面黄如蟹腹，如罗裹雄黄者生。如枳实，如黄土色，四肢肿起者，九日死。面浮黄，脐胅[②]肿满，泄泻下痢，肌涩唇反，十二日死，此脾脏绝也。人中满背青，二日死。唇青，体冷遗尿，背食，四日死。肩息、直视、唇焦者死。体肿，溺赤频数不止者，是肉绝，六日死。口目动作，善惊妄言，胃绝也。目眦黄者，病欲愈，有胃气也。面如土色，不食者，四日死，胃气绝也。

肺病，面白，如豕膏，或如白璧之泽者生；如盐，如垩[③]，如枯骨者死。口鼻气出，唇反无纹，色黑似煤，皮毛干焦，爪甲枯折者，三日死，此肺脏绝也。面白毛折者死。发直如麻者，半日死。

肾病，面黑如乌羽，或如黑漆而泽者生。如炲[④]，如炭煤，耳色萎黄，兼卒呻吟，四日死。面黑齿痛，两目如盲，自汗如水，腰折沉重，皮肉濡结，发无润泽者，四日死。此肾脏绝也。

---

① 目䀮（qióng 穷）绝系：症状名，指足少阳经气绝，致目与目系不相维系的两目直视之症。《素问·诊要经终论》："少阳终者，耳聋，百节皆纵，目䀮绝系。"

② 胅（dié 碟）：凸，凸出。

③ 垩（è 饿）：白土，泛指可用来涂饰的土。

④ 炲（tái 台）：古同"炱"，烟气凝积而成的黑灰（俗称"烟子"或"煤子"）。

病人骨绝，齿如熟豆，一日死。耳目口鼻黑色起者死。面黑目白者，八日死。面肿苍黑者死。脊痛腰重不能反覆者死。面黑齿长而垢，腹胀闭不得息，善噫^①，善呕，皮毛焦，肾脏绝也。

大凡黄赤为热，白黑为寒，青黑为痛。病人脚跌肿起，身体沉重，卒失屎溺，妄语错乱，忽作尸臭，阴囊皆肿，口反张，爪甲黑，两目直视，皆死证也。头倾视深，精气将夺，谓项不能举，天柱骨折也。转腰不能，肾气已惫，背曲肩随，腑气已坏。其音嘶者是气不朝肺；声散者，肺损也。凡见此证，不出三岁。

攻味知病法

好食酸则肝病，好食苦则心病，好食甘则脾病，好食辛则肺病，好食咸则肾病。好食热则内寒，好食冷则内热。

原梦

肝气盛则梦怒，心气盛则梦喜，脾气盛则梦歌乐，肺气盛则梦哭，肾气盛则梦恐惧。

上虚则梦堕，下虚则梦飞。

---

① 噫（ài 爱）：饱食或积食后，胃里的气体从嘴里出来并发出声音。

阳盛则梦大火而燔灼[①]，阴盛则梦大水而恐惧。阴阳俱虚则梦相杀毁伤。

甚饱则梦予，甚饥则梦取。

短虫多则梦聚众，长虫多则梦相击毁伤。

《王叔和脉诀》，余于其滑、实、弦、紧四脉有疑焉。滑弦之脉略论于前，而实紧之脉未尽释。张仲景以浮紧为伤寒，用之常验矣。独实脉或以为热，或以为寒，余谓实不当以寒言，姑[②]并录之，以俟[③]明哲[④]者。

正保三丙戌岁仲春中野小左卫门[⑤]

---

①燔灼：烧灼。

②姑：暂且，苟且。

③俟（sì 四）：等待。

④明哲：明智、深明事理。此处指深明医理的人。

⑤正保三丙戌岁仲春中野小左卫门：庆安本作"庆安二巳丑岁仲夏林甚右卫门改刊行"。

校注后记

一、作者生平及成书

施发，南宋医家，生于光宗绍熙年间。字政卿，号桂堂。永嘉（今浙江温州）人，生平不详。据《察病指南》自序："余自弱冠有志于此，常即此与举业并攻，迨夫年将知命，谢绝场屋，尽屏科目之累，专心医道。"可知其青年时攻读医学并举子业，年长，弃科举专心医道，行医著书。此外，据《续易简方论·题词》载："予与德肤蚤岁有半面之好"，则知与永嘉医派骨干王硕（字德肤），陈无择门下有所交往。刘时觉教授主编的《永嘉医派研究》介绍：永嘉医派，以陈言无择为核心，以其弟子王硕、孙志宁、施发、卢祖常……为骨干。另，施发除了撰有《察病指南》外，还著有《续易简方论》六卷，《本草辨异》二卷，其中《本草辨异》已佚。赵崇贺《察病指南·序》曰：施桂堂察病证有书曰"指南"，考本草有书曰"辨异"。

《察病指南》成书于宋淳祐元年（1241）。南宋时期，北室南迁，永嘉医派所在的温州地区经济繁荣，文化发达。南宋前期温州及各县除府学、县学外，书院很多，教育发达，人才济济，这些人中有的弃仕从医，据《察病指南》自序所载，施发就是放弃科考而专心医道者。当时的医学图书以大型方书为主，如《备急千金要方》《外台秘要》《圣济总录》《太平圣惠方》，在这样的情况下，很多医生想从漫无边际的方书求易求简，由博返约，为此，在南宋的永嘉就出现了以陈无择为首的名医和代表著作，且形成了永嘉医派。陈无择作《三因极一病证方论》，王硕作《易简方》等，施发的《察病指南》也是在这个时期所成，"取《灵枢》《素问》《太素》《甲乙》《难经》及诸家方书、脉书参考互观，求其言之明白易晓，余尝用之而验者，分门纂类，裒为一集"。

二、版本情况

据《中国中医古籍总目》等记载，《察病指南》现存日本正保三年丙戌（1646）中野小左卫门刻本等多种清刻本、石印本和抄本，馆藏于全国各大图书馆。我们根据记载进行实地调研，具体情况如下。

（一）日本正保三年丙戌（1646）中野小左卫门刻本

此版本馆藏于中国医学科学院图书馆协和医院图书馆，半叶行数 10 行，每行字数 19 字，双行小字字数 32 字，书口黑口，边栏四周双边，无格，无书耳。见图 1。

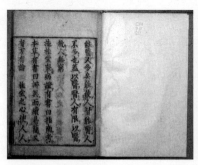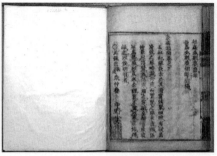

图 1　日本正保三年丙戌（1646）中野小左卫门刻本

（二）日本庆安二年己丑（1649）林甚右卫门刻本

此版本馆藏于中国中医科学院图书馆，1函3册，半叶行数10行，每行字数19字，双行小字字数32字，书口黑口，边栏四周双边，无格，无书耳。见图2。

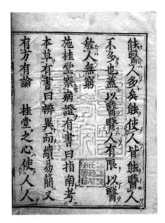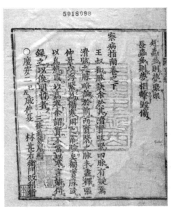

图2　日本庆安二年己丑（1649）林甚右卫门刻本

（三）民国十四年上海中华新教育社石印本

此版本馆藏于浙江省中医药研究院、宁波市天一阁博物馆，1册，版框高16.7cm×宽11.5cm，半叶行数15行，每行字数32字，双行小字字数32字，书口下黑口，边栏四周单边无格，无书耳，开本高20.0cm×宽13.4cm。见图3。

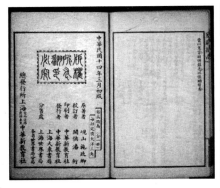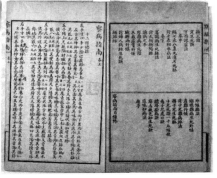

图3　民国十四年上海中华新教育社石印本

（四）《三三医书》1924年杭州三三医社铅印本

裘庆元（吉生）编《三三医书》，馆藏于中国中医科学院图书馆等。《察病指南》位于《三三医书》第二集。

三、主要内容和学术特色

《察病指南》三卷，是现存较早的一部宋代诊断学专著。首有淳祐丙午（1245）赵崇贺序、淳祐乙巳（1246）良月赵与譔序、淳祐改元（1241）施发自序，及目录、序后记兼发卖《续易简方论》。卷后有识语，引《王叔和脉诀》论滑、实、弦、紧四脉，当施发所记。施氏取《灵枢》《素问》《太素》《甲乙经》《难经》诸家方书、脉书、诊法论著，"参考互观，求其言之明白易晓，余尝用之而验者，分门纂类，哀为一集"。本书最大的特点是承继永嘉医派的学术思想，以简明为要，切合实用。

卷上总论脉法，阐述脉的三部九候诊法及其与脏腑之间的配属关系，诊脉方法、五脏六腑和四季的平脉、病脉，辨三因以及定生死脉诀等27则；卷中为辨七表、八里、九道、七死脉等33种脉象的形象和主病及诊七表相承脉法；卷下主要论述伤寒、温病、热病、水病、消渴、泄泻、下痢、肠澼、咳嗽等21类病证的生死脉法，及妇人病脉、胎脉和小儿诸病的生死脉候11则。

另书中载有33种"诸脉图影"，描绘脉的波状，以脉影示意图来说明脉象的"体位"及"性状"，是我国现存较早的脉象图之一。全书以脉诊为主，并有听声、察色、考味、舌诊等诊法，其内容扼要而系统。除此，施氏对古代诊法专著中述理欠明处，亦能参己意发明之。

（一）简明实用，永嘉之风

永嘉医派最具特色的医学思想即追求简约、切合实用，追求将高深繁复的医学理论削繁以达知要之目的。施发作为永嘉医派的代表人物，所编撰的《察病指南》一书便体现了简便实用的鲜明特色。如卷上"诊暴病脉法"下云："脉来急大洪直者死，细微者无害"，"诊病内外法"下云："脉洪大者病在外，沉细者病在内"，又如"听声验病诀"下曰："声悲是肝病，声雄是心病"等，其论述虽提及不多，但简明扼要，以临证需求为出发点，注重脉诊，因脉识病，因病辨证，切合临床实际，对后学者在临证时学习掌握无疑是大有裨益的。

书中脉图图形简单化。其脉图仅在一个圆形区域用不同的点和线或者象形图，通过对其进行不同的组合来表示相应脉象，如"弹石脉"是点与点的组合。此外，其圆形区域范围究竟是前臂脉管横切面或只是为了表示一个区域范围有待进一步研究。故读者应结合临床实践加以领会。

（二）以图示脉，依图释脉

崔嘉彦《脉诀》自序云："大抵持脉之道，非言可传，非图可扰，在乎心会而已矣"。故脉诊主要依靠个人的经验，需依赖人的感觉、判断和分析等多重功能，因脉诊随意性强，使得学习者难以指下真正体会、理解其真实内涵和形象特征。然施氏依切脉时指下的感觉凭想象描绘成33幅脉象示意图附于各脉脉名前，较诸文字描述更为直观，将原本属于触觉范畴的脉象得以在视觉上部分实现，使"言传""图状""心会"结合在一起。在当时历史条件下，脉象示意图是医家用语言文字对脉象作客观描绘的进一步发展，亦是解释脉象的一种企图做到客观化性质的方法，对说明、普及、推广脉学起到了积极的促进作用。

限于时代技术等条件，古代医家所绘的脉图是示意性质的，具有文字依赖性。他们意图做到尽量表现客观形象（脉象），但实际还是凭经验体会所做的"比附"说解，在客观上是受很大限制的，亦可以说是意图客观而实际上并不是客观的。

书中对脉象的分类，沿用高阳生《王叔和脉诀》七表八里九道之说，有较大局限性。如元·戴起宗《脉诀刊误·诊候入式歌》云"脉不可以表里定名也……黄、岐、越人、仲景、叔和皆不言表里……但七表八里九道果可以尽脉之数乎？《内经》曰鼓、曰搏、曰喘、曰横、曰急、曰躁。《仲景》曰卑、荣、章、纲、损，曰纵、横、逆、顺，岂七表八里九道之能尽也。然其名虽异，实不出乎阴阳。故脉当以阴阳察形，不当以表里定名。"批驳了七表八里九道分类方法既不合《内经》《难经》经旨，又不符仲景、叔和之说，更不适合于临床运用。

脉思渊微，脉理浩繁，但其中亦有规律可循，扣住纲领，万变不离其宗，以不变的纲领应乎万变的迹象与生理病理信息。作为医者务必要灵活运用，融会贯通，方可如指诸掌、指下有神。

《浙派中医丛书》总书目

原著系列

格致余论	重订通俗伤寒论
局方发挥	规定药品考正·经验随录方
本草衍义补遗	增订伪药条辨
金匮钩玄	三因极一病证方论
推求师意	察病指南
金匮方论衍义	读素问钞
温热经纬	诊家枢要
随息居重订霍乱论	本草纲目拾遗
王氏医案·王氏医案续编·王氏医案三编	针灸资生经
随息居饮食谱	针灸聚英
时病论	针灸大成
医家四要	灸法秘传
伤寒来苏全集	宁坤秘笈
侣山堂类辨	宋氏女科撮要
伤寒论集注	宋氏女科·产后编
本草乘雅半偈	树蕙编
本草崇原	医级
医学真传	医林新论·恭寿堂诊集
医贯	医林口谱六治秘书
邯郸遗稿	医灯续焰

专题系列

丹溪学派	伤寒学派
温病学派	针灸学派
钱塘医派	乌镇医派
温补学派	宁波宋氏妇科
绍派伤寒	姚梦兰中医内科
永嘉医派	曲溪湾潘氏中医外科
医经学派	乐清瞿氏眼科
本草学派	

品牌系列

杨继洲针灸	新浙八味
胡庆余堂	楼英中医药文化
方回春堂	朱丹溪中医药文化
浙八味	桐君传统中药文化